AGRADECIMIENTO

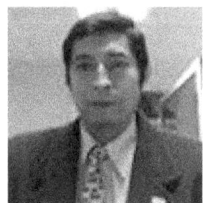

**Mi nombre es Jorge Sarango
Soy Licenciado en Ciencias
Empresario y escritor de
libros como HIPNOSIS
Mi agradecimiento y dedicatoria
a mi familia, a mis 4 hijas
Silvana, Evelin, Lorena y Bea.**

ÍNDICE

HIPNOSIS

INTRODUCCIÓN

Explorando los Misterios y las Maravillas de la Hipnosis

La hipnosis es un fenómeno que ha cautivado a la humanidad durante siglos.

Desde los antiguos rituales chamánicos hasta las modernas técnicas de terapia clínica, la hipnosis ha ejercido un poderoso atractivo en nuestras mentes y ha generado una fascinación que trasciende las fronteras de la ciencia y la espiritualidad.

En este libro, nos adentraremos en el intrigante mundo de la hipnosis y exploraremos su utilidad en el ámbito de la terapia clínica médica.

A lo largo de estas páginas, desvelaremos los misterios que rodean a la hipnosis y examinaremos cómo esta técnica ha evolucionado a lo largo del tiempo.

Desde su uso en espectáculos de entretenimiento hasta su aplicación en el tratamiento de diversas afecciones médicas y psicológicas, la hipnosis ha demostrado ser una herramienta versátil y poderosa para influir en la mente humana.

A medida que avanzamos en esta exploración, también abordaremos las cuestiones éticas que rodean a la hipnoterapia y nos adentraremos en las técnicas de inducción hipnótica utilizadas por terapeutas y profesionales de la salud en todo el mundo.

Además, examinaremos casos reales de éxito y estudios de investigación que respaldan la efectividad de la hipnoterapia en el control del dolor, el tratamiento de trastornos psicológicos y el abordaje de enfermedades físicas.

La hipnoterapia, aunque a menudo incomprendida y rodeada de mitos, continúa siendo una herramienta valiosa en el arsenal de opciones de tratamiento clínico.

A medida que avanzamos en el siglo XXI, las posibilidades y los avances en este campo prometen abrir nuevas puertas hacia la curación y el bienestar de aquellos que buscan alivio y transformación.

Así que, únete a nosotros en este viaje a través de las profundidades de la mente y descubre el potencial ilimitado que yace en la hipnosis.

A medida que desentrañamos los secretos de esta práctica milenaria, te invitamos a explorar, aprender y desafiar tus preconcepciones acerca de lo que es posible cuando se trata de la mente humana y la terapia clínica médica.

¡Bienvenido a un mundo de hipnosis, ciencia y sanacion

CAPÍTULO 1 CAMPOS DE ACCIÓN DE LA HIPNOSIS

La hipnosis es un fenómeno intrigante que se ha explorado y aplicado en una amplia variedad de campos a lo largo de la historia.

En este capítulo, examinaremos los diversos ámbitos en los que la hipnosis ha demostrado su eficacia y versatilidad, desde la terapia clínica hasta el entretenimiento y la investigación científica.

Terapia Clínica: Sanación de la Mente y el Cuerpo

Uno de los usos más prominentes y respetados de la hipnosis es en el ámbito de la terapia clínica.

La hipnoterapia se ha empleado para tratar una amplia gama de trastornos psicológicos, como la ansiedad, la depresión, el trastorno de estrés postraumático y las fobias.

También se ha utilizado con éxito en el manejo del dolor crónico y agudo.

A través de la hipnosis, los terapeutas pueden acceder a la mente subconsciente de los pacientes y trabajar en la raíz de los problemas psicológicos, lo que puede resultar en mejoras significativas en la salud mental y emocional.

Tratamiento de Enfermedades Físicas

La hipnosis también ha demostrado ser beneficiosa en el tratamiento de diversas enfermedades físicas.

A menudo, se utiliza como complemento a la medicina convencional para aliviar síntomas y mejorar la calidad de vida en pacientes con enfermedades autoinmunes, alergias, migrañas y afecciones gastrointestinales, entre otras.

Aunque no es una panacea, la hipnoterapia puede ayudar a reducir la percepción del dolor y fortalecer el sistema inmunológico.

Psicología y Psiquiatría

La psicología y la psiquiatría han sido campos de acción fundamentales para la hipnosis.

Los terapeutas utilizan la hipnoterapia como una herramienta para explorar los recuerdos reprimidos, tratar trastornos de personalidad y ayudar en la resolución de conflictos internos.

La hipnosis también puede ser un complemento valioso en la terapia cognitivo-conductual y otras terapias tradicionales.

Dolor y Anestesia

En el ámbito médico, la hipnosis ha demostrado ser eficaz en la gestión del dolor y la anestesia.

Se ha utilizado en cirugías menores y en procedimientos dentales para reducir la necesidad de anestesia química y disminuir la ansiedad de los pacientes.

La capacidad de la hipnosis para inducir analgesia es una de las áreas más investigadas en la investigación médica.

Investigación y Entretenimiento

Además de su aplicación terapéutica, la hipnosis también ha encontrado su lugar en la investigación científica y el entretenimiento.

Los investigadores han utilizado la hipnosis para explorar la mente y la percepción humana en diversas áreas, desde la psicología hasta la neurociencia.

Por otro lado, los hipnotizadores de escenario han entretenido a audiencias de todo el mundo con impresionantes demostraciones de lo que la mente humana es capaz de hacer bajo hipnosis.

A lo largo de este libro, exploraremos en detalle cada uno de estos campos de acción de la hipnosis, destacando sus éxitos, desafíos y aplicaciones prácticas.

La hipnosis es, sin duda, un fenómeno asombroso que continúa revelando sus secretos y su potencial en una amplia variedad de áreas, y en los siguientes capítulos, nos adentraremos en su aplicación práctica y sus implicaciones en cada uno de estos campos.

CAPÍTULO 2 FUNDAMENTOS DE LA HIPNOSIS

La hipnosis es un estado mental peculiar que ha fascinado a la humanidad durante siglos.

A pesar de su larga historia, aún persisten mitos y malentendidos sobre lo que realmente implica la hipnosis.

En este capítulo, desentrañaremos los fundamentos de la hipnosis, explorando cómo funciona, cómo se induce y cuáles son los principios básicos que subyacen a este fenómeno.

La Definición de Hipnosis

En esencia, la hipnosis se puede definir como un estado de conciencia alterada, caracterizado por una profunda relajación, concentración focalizada y mayor receptividad a las sugestiones.

No obstante, es fundamental entender que la hipnosis no es un estado de inconsciencia, pérdida de control o manipulación mental.

Las personas en estado hipnótico mantienen la capacidad de tomar decisiones y rechazar sugestiones que vayan en contra de sus valores o creencias.

Los Elementos Clave de la Hipnosis

La hipnosis implica varios elementos clave:

Inducción:

El proceso de guiar a una persona hacia el estado hipnótico.

Las técnicas de inducción pueden variar y dependen del terapeuta y las preferencias del paciente.

Concentración:

En estado hipnótico, la mente del sujeto está altamente enfocada en un estímulo específico, como la voz del terapeuta o una imagen mental.

Relajación:

La hipnosis se asocia comúnmente con una profunda relajación física y mental.

Esto es esencial para reducir la actividad consciente y permitir un mayor acceso al subconsciente.

Sugestión:

Las sugestiones son instrucciones dadas durante la hipnosis.

Pueden ser utilizadas para abordar problemas específicos, como el control del dolor o el manejo de la ansiedad.

La Importancia del Subconsciente

Uno de los principios fundamentales de la hipnosis es que permite un mayor acceso al subconsciente de una persona.

El subconsciente es la parte de la mente que almacena creencias, recuerdos, emociones y patrones de pensamiento profundos.

Durante la hipnosis, el terapeuta puede comunicarse directamente con el subconsciente, lo que hace posible el cambio y la resolución de problemas arraigados.

La Variabilidad de la Experiencia Hipnótica

Es importante destacar que la experiencia de la hipnosis varía de una persona a otra.

Algunas personas son más susceptibles a la hipnosis que otras, y la profundidad del trance puede variar.

No obstante, la hipnosis es un estado natural que todos experimentamos en cierta medida a lo largo del día.

Por ejemplo, cuando nos sumergimos en una buena película o libro, estamos en un estado de concentración y atención similar al de la hipnosis.

Los Mitos y Realidades de la Hipnosis

A lo largo de este capítulo, desafiaremos los mitos comunes sobre la hipnosis.

No es un estado de sumisión o pérdida de control, y no puede hacer que una persona haga algo en contra de su voluntad.

La hipnosis es una herramienta terapéutica poderosa y ética cuando se utiliza adecuadamente.

En resumen, la hipnosis se basa en principios sólidos de concentración, relajación y sugestión, y es un estado que ha sido aprovechado para tratar una amplia variedad de problemas psicológicos y físicos.

En los capítulos siguientes, exploraremos en mayor profundidad cómo se aplica la hipnosis en contextos clínicos y de investigación, y cómo se personaliza para satisfacer las necesidades individuales de cada paciente.

CAPÍTULO 3 ÉTICA Y ÉXITO EN LA HIPNOTERAPIA

La hipnoterapia es una disciplina poderosa que puede tener un impacto significativo en la vida de las personas.

Sin embargo, como en cualquier campo de la terapia, es esencial abordar cuestiones éticas y comprender los factores que contribuyen al éxito en la hipnoterapia.

Ética en la Hipnoterapia

La ética en la hipnoterapia es un tema crucial y debe regir cada aspecto de la práctica de un terapeuta.

Algunos principios éticos clave incluyen:

Consentimiento informado:

Los pacientes deben dar un consentimiento informado antes de entrar en hipnosis.

Esto significa que deben comprender completamente lo que implica la hipnoterapia y estar de acuerdo con el proceso.

Confidencialidad:

La información compartida durante las sesiones de hipnoterapia debe ser confidencial y protegida.

Los terapeutas deben respetar la privacidad de sus pacientes en todo momento.

Beneficencia y no maleficencia:

Los terapeutas tienen la responsabilidad de actuar en el mejor interés de sus pacientes y evitar causarles daño.

Esto implica un enfoque de tratamiento cuidadoso y responsable.

Honestidad:

Los terapeutas deben ser honestos y transparentes en su práctica.

Esto incluye no exagerar los beneficios de la hipnoterapia ni hacer afirmaciones falsas.

Competencia profesional:

Los terapeutas deben ser competentes en su práctica y mantenerse actualizados en las técnicas y ética de la hipnoterapia.

Esto puede implicar la obtención de una certificación adecuada.

El Éxito en la Hipnoterapia

El éxito en la hipnoterapia depende de varios factores:

Relación terapéutica:

La calidad de la relación entre el terapeuta y el paciente es esencial.

La empatía, el respeto y la confianza mutua son fundamentales para el éxito terapéutico.

Evaluación precisa:

Un terapeuta debe realizar una evaluación precisa de las necesidades y objetivos del paciente.

Esto implica entender las razones que llevaron al paciente a buscar hipnoterapia y establecer metas realistas.

Técnicas de hipnosis efectivas:

La selección de las técnicas de hipnosis adecuadas es fundamental.

Cada paciente es único, y un terapeuta debe adaptar sus métodos para satisfacer las necesidades individuales.

Seguimiento y evaluación:

El progreso del paciente debe ser monitoreado de cerca.

Los ajustes en el enfoque terapéutico pueden ser necesarios a medida que se avanza en el tratamiento.

Educación y empoderamiento:

Los terapeutas deben educar a los pacientes sobre la hipnosis y cómo pueden usar sus propias habilidades y recursos para el autocontrol y la mejora personal.

Resolución de problemas éticos:

En ocasiones, pueden surgir dilemas éticos en la práctica de la hipnoterapia.

Los terapeutas deben estar preparados para abordar estos desafíos de manera ética y profesional.

El éxito en la hipnoterapia se mide no solo en la resolución de los problemas del paciente, sino también en su bienestar general y su capacidad para mantener resultados positivos a largo plazo.

A lo largo de este capítulo, se explorarán casos de éxito en la hipnoterapia, así como cuestiones éticas comunes que los terapeutas enfrentan en su práctica diaria.

Comprender y abordar estos aspectos éticos y de éxito es esencial para garantizar que la hipnoterapia sea una herramienta efectiva y ética para el tratamiento de una amplia variedad de problemas.

CAPÍTULO 4 APLICACIONES CLÍNICAS DE HIPNOSIS

La hipnosis ha demostrado ser una herramienta valiosa en el ámbito de la terapia clínica para el tratamiento de diversas condiciones médicas y psicológicas.

En este capítulo, explicaré las aplicaciones clínicas de la hipnosis, destacando cómo se ha utilizado con éxito para abordar una amplia gama de problemas de salud y bienestar.

Control del Dolor: La Hipnosis como Analgésico Natural

Uno de los usos más conocidos y estudiados de la hipnosis en el ámbito médico es el control del dolor.

La hipnoterapia puede ser efectiva para aliviar el dolor crónico y agudo, así como para minimizar la necesidad de analgésicos.

Los pacientes que sufren de migrañas, artritis, dolor en el parto, y otros tipos de dolor han experimentado alivio significativo mediante la hipnosis.

Los mecanismos exactos no están completamente claros, pero se cree que la hipnosis influye en la percepción del dolor y en la respuesta del sistema nervioso.

Tratamiento de Trastornos Psicológicos: Ansiedad, Depresión y Trauma

La hipnoterapia ha demostrado ser útil en el tratamiento de una variedad de trastornos psicológicos.

La ansiedad, la depresión y el trastorno de estrés postraumático son ejemplos de condiciones que pueden mejorar con la hipnosis.

Durante las sesiones de hipnoterapia, los terapeutas pueden trabajar en la resolución de traumas pasados, cambiar patrones de pensamiento negativos y reducir la ansiedad.

La hipnosis se utiliza en combinación con otros enfoques terapéuticos para abordar estos problemas.

Superación de Fobias y Trastornos de Ansiedad

Las fobias y los trastornos de ansiedad, como el trastorno de pánico y el trastorno obsesivo-compulsivo, pueden ser tratados con éxito mediante la hipnoterapia.

Los terapeutas utilizan la hipnosis para ayudar a los pacientes a confrontar y superar sus miedos, desarrollar estrategias de afrontamiento y reducir la respuesta de ansiedad ante los desencadenantes específicos.

Control de Hábitos Nocivos

La hipnosis es eficaz en el tratamiento de hábitos perjudiciales, como el tabaquismo, el consumo excesivo de alcohol ,la drogadicción y la alimentación compulsiva.

Los terapeutas pueden trabajar con los pacientes para cambiar los patrones de comportamiento y la percepción de estos hábitos, lo que puede llevar a una mayor probabilidad de éxito en la superación de adicciones y comportamientos perjudiciales para la salud.

Promoción del Bienestar Físico y Mental

Además de abordar problemas específicos, la hipnoterapia se utiliza para promover el bienestar general.

Las sesiones de hipnoterapia pueden ayudar a reducir el estrés, mejorar la calidad del sueño, aumentar la autoestima y fomentar el autocontrol.

La hipnosis es una herramienta versátil que puede adaptarse a las necesidades individuales de cada paciente.

En este capítulo, examinaremos estudios de casos y evidencia científica que respaldan la eficacia de la hipnoterapia en estas aplicaciones clínicas.

También discutiremos las mejores prácticas para los terapeutas y cómo la hipnoterapia se integra en el tratamiento médico y psicológico convencional.

La hipnosis es una herramienta poderosa en la búsqueda de la salud y el bienestar integral.

CAPÍTULO 5 PREPARACIÓN PARA UNA SESIÓN DE HIPNOTISMO

La preparación adecuada es esencial para aprovechar al máximo una sesión de hipnoterapia.

En este capítulo, se explorarán los pasos necesarios antes de una sesión de hipnoterapia, tanto desde la perspectiva del terapeuta como del paciente.

El Rol del Terapeuta en la Preparación

Evaluación Inicial:

Antes de programar una sesión de hipnoterapia, el terapeuta realiza una evaluación inicial.

Esto implica una conversación detallada con el paciente para comprender sus necesidades, objetivos y cualquier problema médico o psicológico subyacente.

Esta evaluación es crucial para adaptar la sesión de hipnoterapia de manera efectiva.

Educación del Paciente:

El terapeuta debe educar al paciente sobre la hipnosis y lo que pueden esperar durante la sesión.

Esto incluye aclarar malentendidos comunes y explicar que la hipnosis no es un estado de pérdida de control.

Establecimiento de Objetivos:

El terapeuta y el paciente colaboran en el establecimiento de objetivos claros para la sesión de hipnoterapia.

Los objetivos deben ser específicos, alcanzables y centrados en el bienestar del paciente.

Selección de Técnicas:

El terapeuta selecciona las técnicas de hipnosis más apropiadas en función de los objetivos del paciente y su evaluación inicial.

Cada paciente es único, y las técnicas se adaptan a sus necesidades.

Preparación del Entorno:

El terapeuta se asegura de que el entorno de la sesión sea cómodo y libre de distracciones.

La iluminación, la temperatura y la acústica son factores importantes a considerar.

La Preparación del Paciente

Mentalidad Abierta y Colaborativa:

Es esencial que el paciente tenga una mente abierta y esté dispuesto a colaborar con el terapeuta.

La hipnosis requiere un cierto grado de confianza y participación activa.

Preparación Física:

El paciente debe estar físicamente cómodo durante la sesión.

Usar ropa holgada y asegurarse de que no haya distracciones físicas es importante.

Estado Mental Relajado:

Es beneficioso que el paciente llegue a la sesión en un estado mental relajado.

Evitar el estrés y la prisa antes de la sesión puede facilitar la entrada en el estado hipnótico.

Expectativas Realistas:

El paciente debe tener expectativas realistas sobre lo que se puede lograr con la hipnoterapia.

La hipnosis no es una solución mágica y puede requerir varias sesiones para lograr los resultados deseados.

Compromiso con el Proceso:

La hipnoterapia es más efectiva cuando el paciente se compromete con el proceso y sigue las sugerencias del terapeuta tanto durante como después de la sesión.

La Sesión de Hipnoterapia en Sí

Durante la sesión de hipnoterapia, el terapeuta guía al paciente hacia un estado hipnótico mediante la utilización de técnicas específicas.

El terapeuta proporciona sugestiones diseñadas para abordar los objetivos previamente establecidos.

El paciente se encuentra en un estado de profunda relajación y concentración, lo que permite acceder al subconsciente y trabajar en la resolución de problemas.

Después de la sesión, se discuten los resultados y se establecen tareas o prácticas para el paciente.

El seguimiento es fundamental para evaluar el progreso y realizar ajustes en el tratamiento si es necesario.

En este capítulo, hemos destacado la importancia de la preparación antes de una sesión de hipnoterapia, tanto desde la perspectiva del terapeuta como del paciente.

Una preparación adecuada sienta las bases para una experiencia terapéutica efectiva y exitosa.

CAPÍTULO 6 TÉCNICAS DE INDUCCIÓN HIPNÓTICA

Las técnicas de inducción hipnótica son los métodos utilizados para guiar a una persona hacia el estado de hipnosis.

Estas técnicas son esenciales para que el paciente entre en un estado de relajación profunda y receptividad a las sugestiones del terapeuta.

En este capítulo, explicaré algunas de las técnicas más comunes de inducción hipnótica utilizadas en la hipnoterapia.

Relajación Progresiva

La técnica de relajación progresiva implica guiar al paciente a través de un proceso de relajación de los músculos del cuerpo, generalmente de pies a cabeza o viceversa.

El terapeuta puede pedir al paciente que se concentre en la sensación de relajación y pesadez a medida que los músculos se aflojan.

A medida que el cuerpo se relaja, la mente también entra en un estado más tranquilo y receptivo.

Inducción de la Respiración

Esta técnica se basa en la respiración controlada.

El terapeuta guía al paciente para que respire profundamente y lentamente, centrándose en la inhalación y la exhalación.

A medida que la respiración se vuelve más rítmica, la mente se relaja y se vuelve más receptiva a las sugestiones hipnóticas.

Visualización Creativa

La visualización creativa implica guiar al paciente a través de un proceso de creación de imágenes mentales vívidas y relajantes.

Esto puede incluir la visualización de un lugar tranquilo, como una playa, un bosque o un jardín.

A medida que el paciente se sumerge en esta experiencia visual, su mente entra en un estado de enfoque y relajación, lo que facilita la entrada en la hipnosis.

Fijación de la Mirada

Esta técnica implica que el paciente se concentre en un objeto o punto específico, como una vela o un punto en la pared.

La mirada fija ayuda a reducir la actividad mental y fomenta la concentración.

A medida que el paciente mira fijamente, la mente se vuelve más tranquila y receptiva.

Anclaje o Inducción Postural

Esta técnica implica cambiar la postura del paciente de una manera específica y repetitiva.

Por ejemplo, el terapeuta puede pedir al paciente que cruce las piernas o junte las manos de una manera particular.

Este cambio postural repetitivo crea una sensación de ritmo y patrón, lo que facilita la entrada en el estado hipnótico.

Inducción Verbal

Las inducciones verbales involucran una serie de sugerencias y comandos verbales diseñados para guiar al paciente hacia la hipnosis.

El terapeuta utiliza un lenguaje relajante y sugestivo para fomentar la relajación y la receptividad.

Cada terapeuta puede tener preferencias por ciertas técnicas de inducción y puede adaptarlas según las necesidades individuales del paciente.

La elección de la técnica de inducción dependerá de factores como la personalidad del paciente, sus objetivos y su nivel de comodidad con una técnica en particular.

En este capítulo, hemos explorado una variedad de técnicas de inducción hipnótica utilizadas en la hipnoterapia.

La elección de la técnica adecuada es un aspecto crucial para asegurar una sesión de hipnoterapia efectiva y satisfactoria.

CAPÍTULO 7 HIPNOTERAPIA Y EL CONTROL DEL DOLOR

El control del dolor es una de las aplicaciones más notables de la hipnoterapia.

A lo largo de este capítulo, explicaré cómo la hipnosis se ha utilizado con éxito para aliviar el dolor crónico y agudo, reducir la necesidad de analgésicos y mejorar la calidad de vida de las personas que padecen dolor.

La Hipnosis como Analgésico Natural

La hipnoterapia ha demostrado ser efectiva en la gestión del dolor, tanto físico como emocional.

Durante una sesión de hipnoterapia, el paciente es guiado a un estado de profunda relajación y concentración.

En este estado, la percepción del dolor puede disminuir significativamente, lo que permite un alivio momentáneo y, en algunos casos, duradero.

Cómo Funciona la Hipnoterapia en el Control del Dolor

La hipnoterapia en el control del dolor se basa en varios mecanismos:

Alteración de la percepción del dolor:

La hipnosis puede cambiar la forma en que una persona percibe el dolor.

Puede hacer que el dolor se sienta menos intenso o que se experimente como una sensación diferente, como calor o presión.

Reducción de la ansiedad y el estrés:

El estrés y la ansiedad pueden aumentar la percepción del dolor.

La hipnosis ayuda a reducir estos factores al inducir un estado de relajación profunda, lo que a su vez puede disminuir la sensación de dolor.

Activación de respuestas analgésicas naturales:

La hipnosis puede estimular la liberación de endorfinas y otros neurotransmisores que actúan como analgésicos naturales en el cuerpo.

Casos de Éxito en el Control del Dolor

La hipnoterapia ha sido exitosa en el control del dolor en una variedad de situaciones:

Dolor crónico:

Pacientes con enfermedades como la fibromialgia, la artritis reumatoide y el síndrome del intestino irritable han experimentado alivio significativo del dolor crónico a través de la hipnoterapia.

Dolor agudo:

La hipnosis se ha utilizado con éxito en procedimientos médicos y dentales para reducir la necesidad de anestesia química.

Dolor en el parto:

Las mujeres embarazadas han empleado la hipnoterapia como una técnica de manejo del dolor durante el parto, lo que les permite un parto más relajado y menos doloroso.

Dolor asociado con procedimientos médicos:

La hipnoterapia ha ayudado a pacientes a lidiar con el dolor y la ansiedad antes, durante y después de cirugías y otros procedimientos médicos.

La Importancia del Enfoque Multimodal

Es fundamental destacar que la hipnoterapia se utiliza mejor en combinación con otros enfoques médicos y terapéuticos.

No se considera un reemplazo completo de los tratamientos médicos convencionales.

En cambio, se integra como un complemento valioso que puede reducir la necesidad de analgésicos y mejorar la calidad de vida de las personas que padecen dolor.

En este capítulo, hemos explorado cómo la hipnoterapia se ha convertido en un recurso valioso en el control del dolor, ofreciendo a las personas una opción adicional en su búsqueda de alivio.

La hipnoterapia representa una forma natural y segura de reducir el dolor y mejorar la calidad de vida de aquellos que la utilizan.

CAPÍTULO 8 HIPNOSIS Y TRASTORNOS PSICOLÓGICOS

La hipnoterapia ha demostrado ser una herramienta valiosa en el tratamiento de diversos trastornos psicológicos.

En este capítulo, explicaré cómo la hipnosis se ha utilizado con éxito para abordar afecciones como la ansiedad, la depresión, el trastorno de estrés postraumático (TEPT) y otros trastornos psicológicos.

Hipnoterapia en el Tratamiento de Trastornos Psicológicos

La hipnoterapia se ha utilizado en el tratamiento de trastornos psicológicos de varias maneras:

Reducción de la ansiedad:

La hipnoterapia puede ayudar a los pacientes a reducir la ansiedad y el estrés.

Las técnicas de relajación utilizadas durante la hipnosis pueden aliviar los síntomas de la ansiedad y enseñar a los pacientes a controlar sus respuestas de estrés.

Cambio de patrones de pensamiento:

La hipnoterapia puede ayudar a los pacientes a identificar y cambiar patrones de pensamiento negativos que contribuyen a la depresión y otros trastornos del estado de ánimo.

Resolución de traumas:

Para las personas que han experimentado traumas, como el TEPT, la hipnoterapia puede ayudar a procesar y resolver los recuerdos traumáticos, lo que puede aliviar los síntomas.

Mejora de la autoestima y la confianza:

La hipnoterapia puede aumentar la autoestima y la confianza en uno mismo, lo que es beneficioso para abordar trastornos como la fobia social y el trastorno de ansiedad generalizada.

Casos de Éxito en el Tratamiento de Trastornos Psicológicos

La hipnoterapia ha demostrado ser efectiva en una variedad de casos:

Trastorno de ansiedad generalizada (TAG):

La hipnoterapia puede ayudar a las personas con TAG a reducir la ansiedad constante y aprender estrategias de manejo del estrés.

Trastorno obsesivo-compulsivo (TOC):

La hipnoterapia ha sido utilizada para ayudar a las personas con TOC a reducir la frecuencia e intensidad de las obsesiones y compulsiones.

Fobias y trastornos de ansiedad específicos:

La hipnoterapia puede ayudar a las personas a superar fobias específicas, como el miedo a volar, las serpientes o los espacios cerrados.

Depresión: La hipnoterapia puede complementar el tratamiento de la depresión al abordar pensamientos negativos y sentimientos de desesperanza.

TEPT: La hipnoterapia puede ser parte de un enfoque integral para abordar el TEPT, especialmente en la resolución de traumas pasados.

La Importancia de la Evaluación y el Enfoque Multimodal

La hipnoterapia en el tratamiento de trastornos psicológicos es más efectiva cuando se combina con otras modalidades terapéuticas, como la terapia cognitivo-conductual, la terapia de exposición y el tratamiento farmacológico cuando es necesario.

La evaluación adecuada por parte de un profesional de la salud mental es esencial para determinar si la hipnoterapia es apropiada y cómo se puede integrar en un enfoque de tratamiento integral.

En este capítulo, hemos explorado cómo la hipnoterapia se ha convertido en una herramienta efectiva en el tratamiento de una variedad de trastornos psicológicos.

La hipnoterapia ofrece a las personas una opción terapéutica valiosa para mejorar su bienestar mental y emocional.

CAPÍTULO 9 HIPOTERAPIA Y ENFERMEDADES FÍSICAS

La hipnoterapia ha demostrado ser beneficiosa en el manejo de enfermedades físicas y condiciones de salud.

A lo largo de este capítulo, explicaré cómo la hipnoterapia se ha utilizado en combinación con tratamientos médicos convencionales para mejorar la calidad de vida de las personas que enfrentan diversas enfermedades físicas.

Hipnoterapia como Complemento en el Tratamiento de Enfermedades Físicas

La hipnoterapia no es un sustituto de los tratamientos médicos convencionales, pero puede ser un valioso complemento en el manejo de enfermedades físicas.

La hipnoterapia se ha utilizado para abordar una variedad de condiciones de salud, como:

Dolor crónico:

La hipnoterapia es especialmente efectiva en el manejo del dolor crónico, como el dolor relacionado con la fibromialgia, la artritis, el síndrome del intestino irritable y otros trastornos.

Cáncer: Los pacientes con cáncer han utilizado la hipnoterapia para reducir la ansiedad, controlar los efectos secundarios del tratamiento, como las náuseas, y mejorar su calidad de vida.

Enfermedades autoinmunes:

La hipnoterapia puede ayudar a reducir la inflamación y mejorar el bienestar en personas con enfermedades autoinmunes, como el lupus y la artritis reumatoide.

Enfermedades cardiovasculares:

La hipnoterapia se ha utilizado para controlar la hipertensión y reducir los factores de riesgo cardiovascular, como la obesidad y el tabaquismo.

Cómo Funciona la Hipnoterapia en el Tratamiento de Enfermedades Físicas

La hipnoterapia en el tratamiento de enfermedades físicas se basa en varios mecanismos:

Relajación profunda:

La hipnoterapia induce un estado de relajación profunda, lo que puede reducir la activación del sistema nervioso simpático (la respuesta de lucha o huida) y promover la activación del sistema nervioso parasimpático (la respuesta de descanso y digestión).

Gestión del estrés:

La hipnoterapia puede ayudar a los pacientes a lidiar con el estrés y la ansiedad, que pueden exacerbar los síntomas de enfermedades físicas.

Cambio de percepción del dolor:

La hipnoterapia puede influir en la forma en que una persona percibe el dolor, lo que puede llevar a una disminución de la intensidad del mismo.

Estímulo del sistema inmunológico:

Se ha sugerido que la hipnoterapia puede aumentar la actividad del sistema inmunológico y mejorar la capacidad del cuerpo para combatir enfermedades.

Casos de Éxito en el Tratamiento de Enfermedades Físicas

La hipnoterapia ha sido eficaz en el tratamiento de una variedad de condiciones físicas:

Dolor crónico: Pacientes con fibromialgia y artritis han experimentado alivio significativo del dolor crónico a través de la hipnoterapia.

Cáncer: La hipnoterapia ha sido útil para reducir la ansiedad en pacientes con cáncer y para aliviar los efectos secundarios del tratamiento.

Hipertensión: La hipnoterapia ha ayudado a pacientes con

hipertensión a reducir la presión arterial a niveles más saludables.

Trastornos gastrointestinales:

Las personas con síndrome del intestino irritable han experimentado mejoras en los síntomas después de la hipnoterapia.

La Importancia de la Integración con la Atención Médica Convencional

Es crucial enfatizar que la hipnoterapia en el tratamiento de enfermedades físicas debe realizarse en coordinación con la atención médica convencional.

Los profesionales de la salud, como médicos y especialistas, deben estar informados sobre la incorporación de la hipnoterapia en el plan de tratamiento del paciente.

La hipnoterapia puede ser un valioso complemento en el manejo de enfermedades físicas al aliviar el dolor, reducir la ansiedad y mejorar la calidad de vida.

Al colaborar con profesionales de la salud, los pacientes pueden beneficiarse de un enfoque integral para su atención médica.

CAPÍTULO 10 EL FUTURO DE LA HIPNOTERAPIA MÉDICA

La hipnoterapia ha recorrido un largo camino desde sus raíces en la antigüedad como una práctica misteriosa y esotérica.

En el siglo XXI, la hipnoterapia se ha establecido como una herramienta terapéutica respetada y ampliamente utilizada en la atención médica.

A medida que avanzamos en el futuro, se espera que la hipnoterapia continúe desempeñando un papel importante en la promoción de la salud y el bienestar.

En este capítulo, explicaré las tendencias y posibilidades que perfilan el futuro de la hipnoterapia médica.

1. Integración en la Atención Médica Convencional

Uno de los desarrollos más notables en el futuro de la hipnoterapia médica es su mayor integración en la atención médica convencional.

Cada vez más profesionales de la salud reconocen los beneficios de la hipnoterapia en el manejo del dolor, el estrés y las afecciones médicas.

Se espera que haya una colaboración más estrecha entre

médicos, terapeutas e hipnoterapeutas para brindar una atención más completa a los pacientes.

2. Investigación Científica Continua

La investigación científica en torno a la hipnoterapia continuará creciendo.

Se llevarán a cabo estudios más rigurosos para comprender mejor cómo y por qué la hipnoterapia funciona en diversos contextos.

Se espera que se obtengan más pruebas científicas que respalden su eficacia y se identifiquen las condiciones en las que es más beneficiosa.

3. Tratamientos Personalizados

El futuro de la hipnoterapia médica incluirá tratamientos más personalizados.

Los terapeutas adaptarán sus enfoques para satisfacer las necesidades individuales de cada paciente, teniendo en cuenta factores como la personalidad, la historia clínica y las preferencias del paciente.

4. Avances en la Tecnología de la Hipnosis

La tecnología también desempeñará un papel en la hipnoterapia del futuro.

Se espera que las aplicaciones móviles, la realidad virtual y otras tecnologías innovadoras se utilicen para guiar a las personas hacia estados hipnóticos y proporcionar terapia en entornos virtuales.

Esto puede ampliar el alcance de la hipnoterapia y permitir un acceso más amplio a la atención.

5. Ampliación de las Aplicaciones Médicas

La hipnoterapia seguirá ampliando sus aplicaciones en la atención médica.

Se explorarán nuevos usos en áreas como la cirugía, la rehabilitación y el tratamiento de enfermedades crónicas.

La hipnoterapia puede complementar y mejorar los tratamientos médicos convencionales en una variedad de contextos.

6. Educación y Capacitación Profesional

A medida que la demanda de hipnoterapeutas continúe creciendo, habrá un énfasis en la educación y la capacitación profesional de alta calidad.

Se establecerán normas más sólidas para la certificación de hipnoterapeutas y se promoverá una mayor profesionalización de la disciplina.

7. Mayor Conciencia Pública

A medida que la hipnoterapia se integra en la atención médica convencional, es probable que haya una mayor conciencia pública sobre sus beneficios.

Esto llevará a más personas a considerar la hipnoterapia como una opción terapéutica legítima y a desestigmatizar erróneas concepciones sobre la hipnosis.

En resumen, el futuro de la hipnoterapia médica se perfila como una disciplina en constante evolución que desempeñará un papel cada vez más importante en la atención médica integral.

A medida que se continúan investigando sus beneficios y se integra en la atención convencional, la hipnoterapia tiene el potencial de mejorar la calidad de vida de muchas personas y contribuir al bienestar general de la sociedad.

CONCLUSIÓN

En el transcurso de este libro, hemos explorado el fascinante mundo de la hipnoterapia médica, una disciplina que ha evolucionado y madurado a lo largo de los años para convertirse en una herramienta terapéutica respetada y eficaz.

Desde sus orígenes en la antigüedad hasta su lugar en el siglo XXI, la hipnoterapia ha demostrado su valía en una amplia variedad de aplicaciones clínicas y médicas.

Hemos recorrido los campos de acción de la hipnosis, los

fundamentos de la hipnoterapia, la ética y el éxito en la práctica hipnótica, así como las numerosas aplicaciones clínicas que abarcan desde el control del dolor y el tratamiento de trastornos psicológicos hasta la mejora del bienestar físico y mental.

Hemos discutido en detalle la preparación para una sesión de hipnoterapia, las técnicas de inducción hipnótica y cómo la hipnoterapia se ha empleado en el control del dolor, el tratamiento de trastornos psicológicos y el manejo de enfermedades físicas.

El futuro de la hipnoterapia médica es prometedor, con perspectivas de mayor integración en la atención médica convencional, avances en la investigación científica y la expansión de sus aplicaciones.

La hipnoterapia seguirá siendo una herramienta poderosa en el arsenal terapéutico, brindando alivio y bienestar a quienes la buscan.

En última instancia, la hipnoterapia es un testimonio del poder de la mente humana y su capacidad para influir en la salud y el bienestar.

A medida que continuamos explorando los límites de lo que podemos lograr a través de la hipnoterapia, no hay duda de que este campo seguirá evolucionando y ofreciendo soluciones innovadoras para los desafíos de la salud y la mente.

La hipnoterapia es, y seguirá siendo, una herramienta valiosa en la búsqueda de una vida más saludable y equilibrada.

Espero que toda esta información haya sido de tu interés y te ayude a encontrar lo que estás buscando

Mucho éxito